D'UNE

RÉVOLUTION

DANS LA

CONSTITUTION MÉDICALE

ET

LA MÉTHODE THÉRAPEUTIQUE

DURANT LE COURS DU SIÈCLE ACTUEL

Par le Dr E. BIÉCHY

MÉDECIN DE LA COMPAGNIE DES CHEMINS DE FER DE L'EST, A VESOUL

PARIS

J.-B. BAILLIÈRE ET FILS, LIBRAIRES DE L'ACADÉMIE DE MÉDECINE

Rue Hautefeuille, 19

VESOUL

TYPOGRAPHIE DE L. CIVAL PÈRE ET FILS

1880.

D'UNE

RÉVOLUTION

DANS LA

CONSTITUTION MÉDICALE

ET

LA MÉTHODE THÉRAPEUTIQUE

DURANT LE COURS DU SIÈCLE ACTUEL

Par le Dr E. BIÉCHY

MÉDECIN DE LA COMPAGNIE DES CHEMINS DE FER DE L'EST, A VESOUL

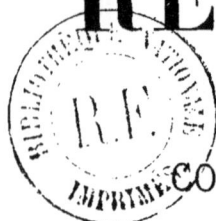

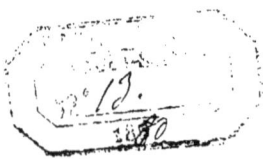

VESOUL

TYPOGRAPHIE DE L. CIVAL PÈRE ET FILS

1880.

HOMMAGE RESPECTUEUX

A Monsieur le Président

et

à Messieurs les Membres de l'Académie de médecine.

———

Dans le cours du siècle actuel, deux doctrines médicales opposées ont successivement régné, avec une imposante autorité, présentant le spectacle d'une révolution inexplicable au point de vue scientifique; rechercher et déterminer la cause de ce phénomène, tel est l'objet du travail que je prends la liberté de soumettre à la haute attention de l'Académie, en me permettant de rappeler cette parole d'un philosophe, qui, faisant allusion aux opinions destinées à triompher tard, a dit : « Je placerai mon navire sur le promontoire le plus élevé du rivage et j'attendrai que la mer soit assez haute pour le faire flotter. »

Dr E. BIÉCHY.

PROLÉGOMÈNES

Durant le cours du siècle actuel, il s'est accompli un changement dans la constitution médicale, *ainsi que, d'ailleurs, le donne à préjuger le changement opéré, d'une époque à l'autre, dans le traitement des maladies régnantes.*

En prenant le caractère dynamique *des maladies régnantes pour* critérium, *on constate que le changement constitutionnel accompli a consisté en une* différence d'intensité *des phénomènes d'une même* condition pathologique.

De cette détermination et de son unité fondamentale, découle cette conséquence, que le traitement des maladies régnantes, sous les deux époques constitutionnelles, comportait une même méthode curative *et ne devait offrir de différence entre elles que dans le* choix *des agents en raison de l'*intensité différente *des phénomènes pathologiques.*

Or, le changement opéré d'une époque constitutionnelle à l'autre, dans le traitement des maladies régnantes, a consisté, — non en une simple réforme *des procédés d'une même méthode curative, — mais en une véritable* révolution *dans les principes de la méthode thérapeutique.*

Si, effectivement, il y a eu erreur dans le choix de la méthode thérapeutique, — *appropriée au changement constitutionnel accompli, — elle ne saurait être le résultat que d'une application vicieuse des procédés de la* méthode expérimentale, *et particulièrement du faux* point de départ *adopté par la médecine dans l'observation et l'appréciation des faits pathologiques et thérapeutiques.*

D'UNE RÉVOLUTION

dans la

CONSTITUTION MÉDICALE ET LA MÉTHODE THÉRAPEUTIQUE

durant le cours du siècle actuel

———〜〜〜———

« Il n'y a de spécifique en médecine
« que la méthode. »

Tout médecin qui veut sûrement aborder la carrière médicale, doit apporter la plus sérieuse attention au caractère de la *constitution médicale régnante,* qui a la même importance pour lui que l'esprit du siècle pour le philosophe ou le cours de la bourse pour le financier; ignorer la valeur de ce caractère ou le méconnaître, c'est s'exposer aux plus fâcheux mécomptes dans la pratique de l'art.

C'est en s'attachant moins à suivre les systèmes médicaux qu'à observer les changements survenus dans la nature des maladies, selon les époques, qu'il fut donné à de grands maîtres de constater le fait important des *constitutions médicales.* Ce fait peut s'énoncer ainsi : *pendant un temps donné et par des causes générales plus ou moins appréciables, l'organisme vivant est susceptible de présenter des changements en sa manière d'être ou de réagir, caractérisés par des phénomènes, soit physiologiques, soit pathologiques.* — Ces phénomènes sont, paraît-il, chose assez difficile à préciser, car les observateurs ne s'accordent pas sur les circonstances auxquelles on peut reconnaître une *constitution médicale* ou distinguer l'une de l'autre. — Ce qui frappe le plus, évidemment, c'est le changement de méthode curative qui préjuge nécessairement un changement survenu dans les indications fournies par la maladie. L'histoire de la médecine nous montre effectivement dans la méthode de traitement des mêmes maladies, considérées à des époques différentes, des différences si notables, qu'on est amené à en inférer une différence notable dans la nature de ces maladies. Que conclure, par exemple, alors qu'on voit une génération de médecins traiter, pendant une période, toutes les maladies par les procédés de la *méthode antiphlogistique* et que l'on voit les médecins de la génération suivante traiter ces mêmes maladies par les procédés de la *méthode stimulante* ou *tonique ?* Ne faut-il pas en conclure que, d'une époque à l'autre, il s'est opéré un changement dans la condition étiologique et pathologique de ces maladies ? Or, c'est précisément à ce concours de circonstances que l'on donne le nom de *constitution médicale,* phénomène dont, en tout temps et en tout lieu, on a cherché à découvrir la loi.

Les observateurs, pour expliquer la production, la durée et la succession des *constitutions médicales,* ont invoqué alternativement l'hypothèse, tantôt des influences cosmiques ou telluriques, — causalité mystérieuse, — tantôt des influences hygiéniques, comme celle de l'abondance ou de la pénurie des aliments, soit encore de l'influence des perturbations sociales, etc. Mais on pourrait aussi — ne découvrant pas d'une manière bien manifeste ni la cause, ni l'effet, opiner que la doctrine des *constitutions médicales* est imaginaire, et qu'il n'y a jamais eu d'autres changements que dans les *méthodes thérapeutiques,* qui se modifient et se transforment, selon les temps et les lieux, en raison de la philosophie régnante. Le fait est que ces révolutions médicales sont généralement contemporaines de progrès accomplis dans les sciences accessoires à la médecine ou de l'avènement sur la scène médicale de quelque génie novateur. Quoi qu'il en soit, les observateurs ont pris successivement, soit l'hypothèse du changement de la *constitution médicale* pour expliquer celui de la méthode, soit le changement de la méthode pour supposer celui de la constitution, et cela sans qu'ils songeassent à préciser la nature du changement survenu dans les maladies, ce qu'il fallait précisément démontrer. Pour éviter de tomber en ce paralogisme, nous avons cru devoir momentanément faire abstraction de la double question étiologique et thérapeutique et renfermer les termes du problème dans la détermination du *caractère dynamique* des maladies régnantes aux deux époques les plus remarquables du siècle actuel.

On entend, par *caractère dynamique* des maladies, la manière dont la vitalité ou l'ensemble des forces qui animent un organisme vivant, réagit contre les causes de troubles qui lui arrivent du dehors. Or, l'organisme, sain ou malade, en tant que *force* ou principe de force, ne saurait éprouver d'autre changement que celui d'élévation (*hypersthénie*) ou d'abaissement (*hyposthénie*) du rythme qui préside au fonctionnement des organes. L'observation nous montre effectivement que les phénomènes de toute maladie sont réductibles à une unité constante et fondamentale, — synthèse de toute condition pathologique, — qui ressort de l'uniformité des troubles fonctionnels et des altérations organiques, et que, par conséquent, c'est toujours à l'un ou l'autre de ces deux termes (*hypersthénie*) ou (*hyposthénie*), que ces phénomènes veulent être analytiquement ramenés, alors qu'il s'agit de déterminer, soit la nature, soit le principe du traitement d'une maladie quelconque.

Le dualisme pathologique que nous venons de formuler, et qui voit dans l'*hypersthénie* ou dans l'*hyposthénie* la loi de tout phénomène morbide, pourrait paraître difficile à concilier avec la doctrine de la *spécificité*. — Nous ne pensons pas énoncer une proposition antiphysiologique en disant que, dans les affections *spécifiques*, la cause morbipare n'est que l'occasion de la maladie, celle-ci étant en réalité constituée par les réactions viscérales que l'intoxication occasionne ; il en est de ces causes comme de toute autre ; il n'y a que l'effet réactionnel qui persiste et qui représente la maladie. Dans l'empoisonnement par l'arsenic, par exemple, une fois l'impression dynamique produite sur les organes, il est indifférent que le métal reste ou non dans l'économie, l'effet persistant de lui-même, et se terminant par la mort, si l'impression a été assez profonde. On meurt, en effet, de la réaction viscérale que le poison occasionne et non de l'intoxication elle-même, qui n'a rien d'absolu. — On peut en dire autant de la brûlure, dont la cause disparaît alors que les perturbations fonctionnelles et les altérations organiques qu'elle occasionne persistent, progressent et tuent. Qu'importe effectivement que la maladie, une fois déclarée, ait pour point de départ un principe morbide, spécifique ou non, inoculable ou non, d'origine cosmique ou tellurique, de nature minérale, végétale ou animale ; qu'elle ait pour cause un microzoaire quelconque, vibrion ou bactéride, septique on non, qu'elle soit enfin l'effet de la piqûre d'un insecte ou de la morsure d'un crotale ? Ce qu'il importe de savoir, c'est la manière dont l'organisme réagit ou autrement de reconnaître le *caractère dynamique* de la maladie qu'il s'agit de combattre.

La détermination du *caractère dynamique* des maladies, est une question qui, de tout temps, a fixé l'attention des observateurs et qui, dans la pratique fait la préoccupation constante et souvent le tourment du médecin, — *La maladie est-elle à fond hypersthénique ou à fond hyposthénique ?* — Telle est la question qui se pose journellement au lit du malade, alors qu'il s'agit de formuler l'indication thérapeutique. Cette difficulté provient de ce que l'on n'est pas d'accord sur les signes auxquels on peut reconnaître le véritable *caractère dynamique* des maladies ; on manque d'un *diathésimètre* certain, infaillible.

Dans la pratique médicale on déduit communément le *caractère dynamique* des maladies, soit du sentiment du malade, soit de la modalité symptomatique de la maladie.

Si l'on s'en rapporte au sentiment des malades, tous seront réputés *faibles*, car leur plainte générale porte précisément sur la faiblesse ressentie et qu'ils considèrent alternativement, tantôt comme la cause, tantôt comme l'effet de la maladie. On peut donc dire que tous les malades sont *faibles*, par cela même qu'ils sont malades.

Si l'on s'en rapporte à la modalité symptomatique, le plus grand nombre des maladies devra également être réputé à fond de *faiblesse*, attendu que le symptôme le plus apparent est précisément la faiblesse fonctionnelle de l'organe malade. On peut donc dire que la *faiblesse* est le propre de toute maladie, par cela même qu'il y a maladie.

Ce qu'il y a de plus frappant dans la modalité symptomatique, c'est le contraste qu'il y a généralement entre l'état des forces fonctionnelles et l'état des forces organiques, ainsi que cela se voit dans les maladies inflammatoires, où la faiblesse générale est très grande, alors que la fièvre est des plus énergique ; en sorte que le malade est *faible physiologiquement*, c'est-à-dire que ses fonctions s'exercent faiblement, imparfaitement, mais fort *pathologiquement*, si l'on considère le rythme de l'action vitale, qui, certainement, est fort augmenté dans les parties qui sont le siége de la maladie et plus ou moins dans les autres. Cette distinction, entre l'état apparent des forces fonctionnelles et l'état réel des forces organiques, a son importance pratique, car la confusion entre eux a pour conséquence d'entraîner à un empirisme symptomatologique qui n'est pas sans inconvénient. Ainsi, en s'en tenant à l'indication tirée de la *faiblesse physiologique*, il en résulterait la prescription d'une médication *stimulante*. Le malade est faible, dit-on; donc fortifiant ! — Mais l'erreur est la même que de vouloir, parce qu'un cholérique a froid, le réchauffer en accumulant le calorique, sous prétexte qu'il est en défaut. Evidemment ici, l'absence de calorique, comme là, l'absence de force, a sa cause dans une lésion organique, et l'on ne saurait pouvoir, en l'un et l'autre cas, soit réchauffer, soit fortifier le malade, qu'en combattant cette lésion.

Une même maladie peut avoir des symptômes opposés en apparence, quoique de même nature au fond : ainsi, une encéphalite peut avoir pour effet aussi bien l'insomnie que la somnolence. Deux maladies différentes de nature peuvent avoir des symptômes identiques en apparence, quoique fort opposés en réalité : ainsi, la colite et l'entéralgie saturnine ont, l'une et l'autre, la constipation pour symptôme commun. Il y a des hémorrhagies actives et passives, des convulsions hypersthéniques et hyposthéniques. Qu'induire de ces oppositions et de ces analogies symptomatiques, si l'on ne remonte à la condition *dynamique* de la maladie?

On considère volontiers le *pouls* comme un moyen précieux pour juger du véritable état des forces dans les maladies, et, dans ces derniers temps, on a paru attacher une grande importance aux résultats fournis par les déterminations sphygmométriques. Nous ne méconnaîtrons pas la valeur théorique de ce genre d'évaluation, mais nous avouerons ne pas bien en saisir la portée pratique. Quelle induction tirer, par exemple, de l'absence du pouls dans la fièvre intermittente pernicieuse algide, ou de sa lenteur ou de sa vitesse dans certains états typhoïdes? Que conclure encore, alors que nous voyons, d'une part, la mollesse, la petitesse et l'irrégularité du pouls coexister avec les inflammations les plus aiguës et que, d'autre part, l'expérience révèle trop souvent la vérité du vieil adage : *pulsus bonus et æger moritur ?*

On a aussi voulu voir dans les variations de la *chaleur animale* un moyen de juger de l'état des forces organiques, en appliquant le thermomètre à cette détermination. Nous n'entendons nullement contester l'utilité de cet instrument de diagnostic, mais faire simplement observer qu'on en exagère peut-être la portée pratique. Que nous apprennent ses déterminations sur la nature des altérations qui affectent les organes qui sont la source même de la chaleur animale? Que conclure, par exemple, des constatations calorimétriques dans la période algide du choléra, où le malade est glacé extérieurement et brûlant intérieurement?

Qu'on veuille donc déduire le *caractère dynamique* des maladies, soit du sentiment du malade, soit de la modalité symptomatique de la maladie, on ne saurait se dissimuler que sa détermination offre de grandes difficultés. L'étude de la *chlorose* nous en fournit un remarquable exemple. Cette affection, que les anciens désignaient du nom de *Febris alba* — et qu'il faut se garder de confondre avec l'*anémie* proprement dite, — présente en son histoire les opinions les plus contradictoires, selon que l'on interroge les observateurs, soit d'en deçà, soit d'au-delà des Alpes, et qu'on l'envisage au point de vue des doctrines, soit humorales, soit solidistes, professées conjointement par les cliniciens les plus autorisés, sur sa condition étiologique, pathologique et thérapeutique. La maladie consiste, dit-on, en un appauvrissement du sang ; elle s'engendre d'ordinaire au milieu du bien-être souvent le plus confortable. La pâleur, la décoloration dermique y contrastent avec des rougeurs et des bouffées de chaleur au visage et alternent souvent avec l'injection du réseau vasculaire des muqueuses. Le défaut de chaleur à l'extérieur y coexiste avec le sentiment de la chaleur intérieure et la soif. Les fonctions respiratoires et circulatoires y sont réputées faibles ; l'on y observe de l'oppression, de l'anhélation et des palpitations cardiaques *systotiques*. L'auscultation y signale des bruits vasculaires attribués à la vacuité des vaisseaux et qui se rencontrent également dans leur excès de plénitude. Le sang y est reconnu altéré quantitativement et qualitativement, et si l'on ouvre la veine, il est généralement, au moins au début, rutilant, *couenneux* comme dans les maladies inflammatoires chroniques. La théorie pathogénique veut que le sang soit décoloré par déferrugination et la chimie nous montre qu'on peut ôter du sang, tout ou partie du fer qu'il contient, sans en altérer la couleur. D'une part, on enseigne que la chlorose consiste en une *altération primitive, spontanée du sang*, et, d'autre part, que cette altération est *secondaire, consécutive* à une lésion des organes qui président à la *sanguification*. La maladie est caractérisée d'*asthénie* fondamentale et le malade est prédisposé aux affections inflammatoires, telles que le rhumatisme fébrile, la pneumonie, la bronchite, la métrite, la péritonite et sujet à des réactions phlogistiques qui compliquent la marche et rendent souvent fatale la terminaison de l'affection. Dans le traitement, on signale l'administration du fer comme indispensable à la guérison de la chlorose, et, ailleurs, on la traite et on la guérit sans l'administration d'un seul atome de fer. On y recommande également la convenance d'un régime animal reconfortant et l'usage des boissons stimulantes, et le malade éprouve pour eux répugnance et intolérance, ressentant au contraire une appétence instinctive pour les substances végétales et les boissons acidules et rafraîchissantes. Que conclure de ces oppositions et de ces contradictions dans les choses et les opinions ?

Quand on interroge les cadavres du plus grand nombre des sujets morts de maladies *asthéniques* ou qualifiées telles, que l'on considère les reliquats pathologiques dont les organes et les tissus sont le siége et qu'on veut bien se reporter au travail morbide qui a présidé à leur genèse, on se convainc facilement que toutes ces altérations ont leur *point de départ* dans une condition *dynamique* de nature *hypersthénique*, dont l'existence peut seule expliquer l'origine, la marche et la terminaison de ces maladies. Mais on arrive surtout à cette détermination lorsqu'on étudie le *caractère dynamique* de ces maladies.

Il n'y a, à proprement parler, qu'une manière de déterminer la nature d'une maladie : c'est de la déduire conjointement des altérations fonctionnelles et organiques, constantes et essentielles. Ce n'est, effectivement, qu'en partant de cette double constatation que l'on peut reconnaître si une maladie est à fond *hypersthénique* ou à fond *hyposthénique*, en relever la *diathèse*, déterminer en un mot son véritable *caractère dynamique*. Cette détermination est l'objet fondamental de notre travail, au moins pour ce qui est des maladies régnantes dans le cours du siècle actuel, attendu que nous avons surtout en vue de nous assurer si le caractère de ces maladies y a réellement offert un changement qui puisse expliquer et légitimer le changement contemporain opéré dans la *méthode thérapeutique*. Vu la complexité du problème et pour en simplifier la solution, nous prendrons pour objectif une maladie, régnante aux deux époques, parfaitement définie et particulièrement connue. Cette maladie sera la *pneumonie*, qui est en même temps la plus commune et le type des affections inflammatoires ; celle aussi dont le traitement est le plus uniforme et le moins compliqué ; celle enfin qui, par suite du changement survenu dans les indications curatives, paraît le mieux justifier l'opinion reçue, que la *constitution médicale* du siècle actuel a subi un changement remarquable. La question est donc celle-ci : *dans le cours du siècle actuel et aux deux époques successives qui ont marqué le changement de sa constitution médicale, les pneumonies régnantes ont-elles offert, dans leur caractère dynamique, une modalité pathognomonique distinctive.*

C'est un fait constaté par tous les observateurs, dont l'expérience a pu embrasser ces deux époques constitutionnelles, que les pneumonies y ont présenté une différence notable dans leur intensité respective. Cette différence ressort aussi bien des altérations fonctionnelles que des altérations organiques propres à la maladie.

Pour ce qui est des *altérations fonctionnelles*, on s'accorde à reconnaître que celles des pneumonies de la première moitié du siècle courant ont présenté une intensité plus grande que celle de la deuxième période, en cours depuis lors et actuellement. Les premières étaient, en effet, plus franchement inflammatoires que les secondes, ainsi qu'en témoignaient l'acuité des symptômes et la gravité relativement plus grande de la maladie. Il nous serait facile, en comparant les circonstances des unes et des autres, d'en faire la démonstration.

Pour ce qui est des *altérations organiques*, — qui d'ailleurs fixeront plus spécialement notre attention, — il est encore incontestable que celles des pneumonies de la première période avaient plus le caractère du travail inflammatoire que celles des pneumonies de la deuxième période, comme si, de ces deux formes pathologiques, relevant d'un même *processus*, l'une était plus active et l'autre plus passive. Le fait est, que les constatations nécropsiques établissent entre elles une notable différence dans le caractère des *altérations anatomiques ;* les altérations des premières témoignent d'une énergie réactionnelle et plastique plus grande, inhérente à leur *processus*. Mais nous en avons une preuve plus significative et vraiment démonstrative dans les résultats fournis par l'état du sang tiré de la veine et qui montre, à l'une de ces époques constitutionnelles, une altération qu'on n'observe plus à l'autre. — Il est effectivement constant que, dans la première de ces époques, le sang des saignées, même chez l'homme bien portant, était remarquable par un excès de coagulabilité et de plasticité, en sorte qu'au sortir de la veine, il se résolvait rapidement en un caillot ferme, d'où il ne se dégageait qu'une petite quantité de sérosité. C'est la preuve, chez

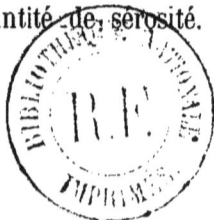

l'homme en santé, d'une complexion robuste, d'une susceptibilité plus grande aux maladies inflammatoires. Aussi, à l'occasion de ces maladies et particulièrement des pneumonies de cette première époque, les cliniciens étaient-ils frappés par cette circonstance, que le sang se coagulait avec une promptitude extrême, souvent même instantanément après la sortie du vaisseau. Il se produisait un caillot ferme, entouré d'une grande quantité de sérum et à la surface duquel se formait une croûte blanche et consistante (*couenne inflammatoire*), qui avait d'autant plus d'épaisseur et de solidité, que l'inflammation était plus intense. C'était le signe pathognomonique des pneumonies de cette *constitution médicale, fixe et stationnaire*, qui semble avoir commencé avec le siècle actuel.

Or, qu'a-t-on constaté dans l'état du sang durant la seconde période? que le sang des saignées était généralement remarquable par son peu de consistance, que ce liquide ne possédait plus la même coagulabilité et la même plasticité et que les parties séreuses y étaient plus abondantes. C'est la preuve, chez l'homme en santé, d'une complexion délicate et d'une certaine susceptibilité cachectique. Aussi, à l'occasion des maladies régnantes et particulièrement de la pneumonie, les cliniciens ont-ils été frappés de cette circonstance, que le sang manquait de coagulabilité et de plasticité, était moins foncé en couleur et se prenait, non point en un caillot solide, mais en une masse pultacée, au milieu de laquelle le cruor et le sérum demeurent mêlés ; ou, s'il se forme un caillot, il manque de consistance et est entouré d'une très petite quantité de sérum. Cette *absence* de *couenne inflammatoire* est le signe pathognomonique des pneumonies de la deuxième époque constitutionnelle du siècle actuel.

Mais ce fait, d'une importance si grande, de la différence du sang des pneumonies à ces deux époques, n'est pas seulement propre à l'homme; il a encore été constaté chez les animaux par les médecins-vétérinaires qui s'accordent à reconnaître, et spécialement chez les chevaux, le fait de la *présence* et de l'*absence* de la *couenne inflammatoire*, avec les mêmes caractères et les mêmes circonstances qu'on a observés et conslatés chez l'homme ; en sorte qu'ils reconnaissent également, en notre siècle, deux époques distinctes dans la *constitution médicale* et marquées chacune par ce trait caractéristique de l'état du sang.

L'observation peut donc recueillir comme un fait d'une importance réelle, dans l'histoire de la *constitution médicale* du siècle actuel, le phénomène si intéressant de la *présence* et de l'*absence* de la *couenne inflammatoire*, à deux époques différentes, et qui, s'il n'a rien d'absolu, n'en constitue pas moins un trait pathognomonique des plus précieux à enregistrer. Ce fait, — si la constance et la fixité des effets présupposent la constance et la fixité des causes, — témoigne à lui seul d'une influence pathogénique différente, exercée sur les maladies inflammatoires en chacune des époques marquées et concourt à confirmer la doctrine des *constitutions médicales*.

Mais la *couenne inflammatoire* n'est qu'une forme du produit pathologique fourni par le sang et dont l'origine et le rôle dans la genèse, la marche et la terminaison des maladies inflammatoires sont dignes de la plus sérieuse attention.

L'origine de la *couenne* du sang, dans le cours des maladies, est une question qui veut être précisée. L'application du microscope à l'étude des éléments constitutifs du sang, soit à l'état de santé, soit à l'état de maladie, a fourni à la physiologie et à la pathologie la connaissance de faits nouveaux et qui sont devenus le point de départ de la *théorie moderne* sur la formation de la *couenne*, soit *normale*, soit *pathologique*, deux phénomènes qu'il faudrait se garder de confondre.

La *couenne normale* est ce produit qui s'observe sur le caillot sous forme d'une couche superficielle, demi-transparente, grisâtre ou blanchâtre, formé de fibrine presque pure et de globulins blancs, et qui sont, lors de la double séparation, entraînés à sa surface par la différence de leur pesanteur spécifique. Pour bien constater le caractère de cet élément anatomique, il faut l'observer sur le sang tiré de la veine après sa consolidation, chez un sujet pléthorique, ou mieux encore, chez la femme enceinte, dont le sang offre généralement un excès de coagulabilité et de plasticité physiologiques, déterminé par les conditions mêmes de la gestation. L'histologie, en nous faisant connaître les éléments qui composent la *couenne normale* (fibrine, globules rouges et globules blancs, leucocytes), nous apprend qu'ils n'y figurent qu'en faible proportion.

La *couenne pathologique*, d'après la *théorie moderne*, consisterait en un phénomène d'augmentation de la fibrine et des globules blancs, en une *altération primitive* et *spontanée* du sang. C'est là une doctrine qui a pour elle des autorités imposantes, mais nous ne pensons pas être irrespectueux pour elles, en produisant une autre interprétation du phénomène, qui nous paraît mieux rendre compte des faits.

Nous ne croyons pas émettre une opinion anti-physiologique en rappelant que le sang, en sa qualité de stimulus intérieur, est élaboré, formé, perfectionné, sécrété en quelque sorte par les trois arbres vasculaires et qu'il est impossible de ne pas reconnaître qu'il ne peut s'altérer qu'autant que ces organes, ou l'un d'eux au moins, sont préalablement malades. L'altération du sang n'est donc et ne peut être, lorsqu'elle se rencontre, qu'un fait *secondaire*, un effet vers la cause organique duquel il faut toujours remonter, si l'on veut se rendre compte de ce phénomène morbide. Il est d'ailleurs facile de s'assurer expérimentalement que la lymphe plastique, dont la *couenne inflammatoire* n'est qu'une forme, a sa source dans les parois mêmes des vaisseaux qui renferment le sang. Il suffit, pour cela, de comprendre une artère entre deux ligatures, pour constater que cette lymphe est un produit de la transsudation de ses parois enflammées, ici accidentellement, et pour pouvoir suivre les phases de son élaboration morbide. C'est donc dans les parois mêmes des vaisseaux enflammés qu'il faut chercher l'origine de la *couenne pathologique*. Il s'agit là effectivement d'une substance mixte, véritable lymphe plastique, sécrétée à l'intérieur des artères et qui, passée à l'état liquide dans le sang en circulation, constitue, en se concrétant et en s'organisant, après sa transsudation dans les tissus, la matière première et génératrice du plus grand nombre des productions morbides. La *présence de la couenne phlogistique* dans le sang indique donc toujours l'existence d'une *artérite*, soit des capillaires, soit des gros troncs vasculaires. Aussi est-elle très prononcée dans le rhumatisme fébrile, dans les pneumonies, etc., parce qu'il n'y a pas de phlogose sérieuse sans que les artères prennent la part principale du travail morbide. La face interne des artères s'enflamme comme l'endocarde dont elle est une continuité ; comme elle et comme toutes les séreuses qui s'enflamment, elle devient le siége d'un travail de sécrétion ou de transsudation, et le produit exhalé est le même que celui qui donne naissance aux *fausses membranes.* Telle est l'origine de la *couenne inflammatoire,* et, quant à son rôle, il embrasse une grande partie de l'histoire de la pathologie.

Le fait important à relever ici, c'est que la *présence* ou l'*absence* de la *couenne phlogistique* dans le sang, explique parfaitement la différence constatée dans le *caractère dynamique,* entre les pneumonies en particulier et les maladies inflammatoires en général, des deux époques constitutionnelles du siècle actuel. C'est encore que cette différence porte, non sur le fond même de la condition pathologique, qui est invariable, mais simplement sur sa modalité ou sur le degré d'intensité d'un phénomène qui, culminant à une époque, disparaît plus ou moins à une autre. Ce qui le prouve, c'est que dans les altérations organiques, qui sont communes aux pneumonies des deux époques, se rencontrent précisément ces produits pathologiques, dont la *couenne phlogistique* n'est qu'une forme et qui ne sont, comme elle, que la transformation de la lymphe plastique qui lui donne naissance.

Nous croyons donc pouvoir conclure que si la *présence* de la *couenne phlogistique* est un signe pathognomonique positif de la nature inflammatoire des maladies, son *absence* apparente ne saurait constituer un signe négatif [1]. Nous savons effectivement que la lymphe plastique,

---

(1) Dans cette détermination, nous n'entendons nullement comprendre cette affection du poumon, improprement qualifiée pneumonie, et qui, — se présentant chez les vieillards, cachectiques et les paralytiques, — est l'effet d'un véritable

exhalée par les vaisseaux enflammés, peut, en raison du degré d'intensité de l'inflammation, et en vertu d'une pesanteur spécifique autre, soit monter à la surface du caillot et s'y concréter, soit rester mélangée à sa masse. Mais il ne résulte pas moins de cette détermination, que la présence de la *couenne phlogistique*, nous fournit la preuve anatomique du véritable *caractère dynamique* des maladies de nature inflammatoire. Ainsi, si nous appliquons à la *chlorose*, prise dans sa légitimité pathologique, cette détermination, nous sommes logiquement conduit à la classer parmi les maladies à fond *hypersthénique*.

Le changement ainsi constaté et démontré dans le *caractère dynamique* des pneumonies, s'est-il également accompli dans celui des autres maladies inflammatoires, régnantes aux deux époques, qui ont marqué la *constitution médicale* du siècle actuel ? On est fondé à le croire. Cette conclusion est d'ailleurs conforme à l'unité et à la simplicité qui s'observe dans les voies de la nature ; conforme aussi à cet ancien axiome : *Effectuum naturalium ejusdem generis , eadem causæ assignandæ sunt.* — Reste enfin à savoir si la réforme générale, opérée dans le traitement des maladies régnantes, est conforme à la nature du changement contemporain survenu dans la *constitution médicale* de cette dernière époque. Or, c'est précisément de cette *réforme thérapeutique*, dont nous entendons, — en partant de la connaissance mieux acquise du *caractère dynamique* des maladies régnantes, — apprécier la valeur et la portée. Mais avant d'aborder cette question, nous nous permettrons une courte digression historique.

Après une révolution sanglante qui avait bouleversé l'ordre politique et social séculairement établi, après des guerres longues et meurtrières,

---

état *adynamique* de cet organe, que quelques pathologistes ont désigné sous le nom de pneumonie *hypostatique*, affection pour le traitement de laquelle une médication réellement stimulante paraît indiquée, ainsi que l'établit l'expérience. Cette exception n'infirme nullement la loi, formulée ci-dessus, attendu qu'ici manque la *preuve anatomique* qui lui sert de *critérium*.

où des générations entières, jeunes et viriles, avaient disparu ; alors que l'esprit de l'homme s'était familiarisé en quelque sorte avec le mépris du sang, les annales médicales offrent également le spectacle d'une révolution qui semble porter en elle le génie de son temps. Une grande réforme effectivement s'accomplit dans la doctrine médicale, quand s'accrédita l'opinion que la nature des maladies, — soit qu'elle ait été méconnue jusqu'alors, soit qu'elle se soit transformée depuis lors, — exigeait un changement total dans la *méthode thérapeutique*. Quoi qu'il en soit, on parut reconnaître dans le tempérament national une condition nouvelle, se traduisant *physiologiquement* par un surcroît d'activité vitale, et *pathologiquement* par un excès de susceptibilité morbide. On eût dit que le génie de la phlogose venait soudain de se lever sur les générations et exercer sur elles la plénitude de son empire. De là, cette généralisation et cette vulgarisation de la *méthode antiphlogistique*. Jamais, à aucune époque, autant de sang ne fut versé pour racheter l'humanité souffrante. Nos contemporains, qui ne connaissent cette époque que par la tradition, croient volontiers qu'on en surfait l'histoire, alors qu'ils entendent parler de pneumonies dont le traitement nécessitait de six à huit saignées et même davantage et s'exclament comme devant le récit d'exploits homériques. La vérité est, qu'en ce temps-là, on saignait non-seulement les malades, mais encore les gens valides par mesure prophilactique, ce qui ne se voit plus guère de nos jours. L'on saignait à outrance et avec un incontestable succès. Il y avait une indication formelle de recourir à ce moyen et une tolérance remarquable pour en supporter les effets. En sorte qu'une pratique qui, aujourd'hui, serait réputée une impardonnable témérité, était alors réglementairement consacrée. — Les choses se passaient de même dans l'exercice de l'art vétérinaire, où la saignée était également le moyen reconnu indispensable pour dompter la phlogose, et son emploi si journalier, que le praticien ne se séparait jamais de sa *flamme*, qui semble cependant depuis lors, comme la lancette du médecin, être sortie du manuel opératoire.

Mais, chose intéressante à relever, cette époque, si prodigue de sang se montra d'une parcimonie extrême à utiliser les ressources de la pharmacologie. C'est qu'alors régnait encore la fausse croyance, héritage du Brownisme, que la grande généralité des médicaments étaient *stimulants, excitants,* et elle fut cause que ces précieux agents se trouvèrent proscrits de la thérapeutique et dénoncés comme *incendiaires,* complices de la phlogose. — L'on peut dire sans exagération que cette erreur fut un des plus grands malheurs de l'*école physiologique.*

Enfin, une autre particularité de la thérapeutique de cette époque, c'est la *diététique* sévère instituée pour les malades et qui avait tous les dehors du jeûne le plus austère, régime d'ailleurs dans les instincts de la nature, puisque tous les animaux, aussi bien que l'homme, dès qu'ils se sentent malades, sont portés à l'abstinence, et conforme encore aux règles de la tempérance prescrites par l'école hippocratique.

Cette *méthode thérapeutique* domina pendant près d'un demi-siècle, suscitant jusqu'à la passion l'enthousiasme de disciples nombreux et éclairés, et ses contemporains parlent encore avec admiration et respect des maîtres qui en ont illustré le règne et perpétué la mémoire par de véritables monuments scientifiques.

A ces temps où l'on s'était montré si prodigue de sang, si sobre de médicaments et si sévère en diététique, en succéda un autre, qui se montra avare de sang, dispensateur prodigue de médicaments, et partisan d'une *diététique* fort confortable. La *nouvelle école* professa qu'il s'était opéré un changement dans la *constitution médicale,* que les maladies avaient pris plus ou moins le *caractère asthénique* et qu'il en résultait la nécessité d'une réforme thérapeutique et hygiénique complète.

La *proscription* de la *saignée* est vraiment le côté typique de la nouvelle doctrine. Il est de fait que ce moyen d'une si haute valeur, dont la nature elle-même nous révèle la convenance dans certaines crises, ne trouve plus, comme autrefois, ses indications dans les maladies inflammatoires. Ce fait ressort de l'observation et de l'expérience de tous les médecins qui exercent depuis une trentaine d'années et qui, depuis lors, traitent et guérissent ces maladies sans la saignée;

et les plus anciens praticiens, ceux-là même qui l'avaient le plus généreusement utilisée, l'ont également abandonnée, reconnaissant qu'il s'était opéré un changement total dans ses indications. Cette opinion, sur la contre-indication de la saignée, paraît d'ailleurs légitimée par le changement même survenu, — comme nous croyons l'avoir démontré, — dans le *caractère dynamique* des maladies régnantes.

Le retour aux traditions de la polypharmacie est également un trait de la thérapeutique moderne qui, préoccupée de l'opinion qu'une *diathèse asthénique* et un état d'appauvrissement humoral dominaient la généralité des maladies régnantes, s'attacha spécialement à l'étude des médicaments réputés *toniques, stimulants et reconstitutifs*, que l'*école physiologique* avait répudiés et parmi lesquels il faut placer au premier rang les préparations *ferrugineuses* et *quinacées* dont l'emploi est aujourd'hui vulgarisé au titre de véritables panacées.

Enfin, un dernier trait de la thérapeutique moderne est dans le *régime hygiénique* et *diététique* institué, régime qualifié de *stimulant*, de *tonique* et de *reconstitutif*. — La croyance à un état de décadence constitutionnelle est tellement dominante, qu'il est de précepte de soumettre l'enfance et la jeunesse non-seulement à l'usage des viandes de haut goût et des vins généreux, mais encore du quinquina et des ferrugineux, au double titre de *corroborants* et de *reconstitutifs*. C'est un besoin de l'époque de viser à donner du ton à la fibre organique et à régénérer le sang, réputé affaibli et appauvri, et, pour y satisfaire, la science et l'art s'ingénient à la recherche et à la création de produits réputés *toniques* et *hématogènes*. L'industrie, pour complaire à l'opinion, attache même ces qualificatifs à toutes ses inventions, comme les faux monnayeurs qui impriment sur le plomb, le signe qui, placé sur l'argent, lui donne une valeur légale. Le chimiste fait subir au fer et au quinquina toutes les transformations possibles et à la matière animale les plus étonnantes métamorphoses pour en extraire le principe actif. La régénération de la *force*, la découverte de son constitutif, c'est là un problème qui, comme autrefois celui de la pierre philosophale, tourmente incessamment les esprits.

Nous avons constaté que, dans le cours du siècle actuel, il s'est accompli un changement dans la *constitution médicale* et qui s'est traduit, *physiologiquement*, par un *abaissement* de l'énergie réactionnelle du dynamisme vital et *pathologiquement* par une *diminution* d'intensité du *caractère dynamique* des maladies régnantes. Ainsi que nous venons de le relater, une *réforme thérapeutique* importante a été la conséquence de ce changement constitutionnel et qui a consisté en la *proscription* de la *saignée*, en un retour à des traditions pharmacologiques abandonnées et en l'institution d'un *régime hygiénique* et *diététique* nouveau. C'est la valeur et la portée scientifiques et pratiques de cette réforme qu'il nous reste à apprécier.

En tenant pour légitime l'opinion professée par l'*école moderne*, sur la contre-indication de la *saignée*, dans le traitement des maladies régnantes, l'on pourrait se demander s'il n'y a pas quelque chose de périlleux dans le *veto* dont ce moyen héroïque est devenu l'objet. On comprendrait ce qu'il a d'absolu, si le changement survenu dans la *constitution médicale*, — au lieu d'avoir eu pour effet une simple différence d'intensité dans les phénomènes d'une même condition pathologique, — avait consisté en une véritable interversion diathésique ou la substitution d'une condition d'*asthénie* à une condition d'*hypersthénie*. Il en résulta un état de choses des plus arbitraires, sous lequel la prévention et le préjugé eurent un tel empire, que médecins et malades subissent une sorte de terrorisme, alors qu'apparaissent de ces indications formelles, impérieuses, qui font de la saignée une question de vie et de mort. Nous croyons, pour notre part, qu'on a été trop loin dans la mesure de proscription qui a frappé et qui frappe encore la saignée ; elle constitue un véritable danger pour l'exercice de l'art et dont une statistique logique pourrait seule supputer les victimes. [1]— Mais ne serait-on pas en droit de se demander aussi,

---

(1) Nous ne croyons pas avancer une assertion hasardée, en disant : qu'aujourd'hui, dans la pneumonie, la terminaison par la mort est un fait en quelque

si la *constitution médicale* régnante, après avoir parcouru un cycle assez long, n'est pas arrivée à sa période de déclin et si l'époque n'est pas proche, atteinte même, où un changement survenant ou survenu, n'en nécessiterait pas un autre? Bien des observateurs expérimentés opinent à le croire.

Dans son retour vers les traditions polypharmaques, l'*école moderne* — préoccupée de la croyance que le changement constitutionnel accompli avait son principe dans une *diathèse asthénique*, — s'attacha à l'emploi des médicaments réputés *stimulants, toniques, reconstitutifs* et particulièrement du *fer* et du *quinquina*, agents dont on ne saurait méconnaître l'excellence, mais sur la véritable action physiologique et thérapeutique desquels il faudrait s'entendre.

En principe, tout effet d'un médicament est la suite nécessaire du rapport qui existe entre ses propriétés et les forces vivantes du corps. Voilà l'*action dynamique*. — Or, en tant que *force*, la vitalité ne saurait manifester d'autre changement que celui d'*accroissement* ou de *diminution*, d'*élévation* ou d'*abaissement* du rythme qui préside aux fonctions des organes. C'est effectivement en ces deux termes, *hypersthénie* et *hyposthénie*, que se résolvent, en définitive, les modifications que les fonctions éprouvent, sous l'impression d'un médicament quelconque doué de quelque énergie et qui énoncent son *action physiologique*. Mais ces propriétés *dynamiques* des médicaments ne

---

sorte réglementaire et qui ne comporte que de rares exceptions, fait d'autant plus significatif, qu'il est contemporain à une diminution dans l'intensité de la maladie. Mais, circonstance non moins intéressante à relever : ces résultats funestes du traitement institué, n'ont rien à envier à ceux fournis par la *médecine expectante*, à tel point qu'un clinicien très éminent, a déclaré que, « *dans la fluxion de poitrine il n'y avait rien à faire !* » Parole qui tendrait à légitimer cet aveu d'un autre clinicien, non moins autorisé : « *Ici le patient n'a qu'à guérir de lui-même ou, si non, à mourir ! Consultez les statistiques : quelles effrayantes mortalités !* » Ce n'est donc pas seulement le traitement qui est condamnable, mais bien aussi la maladie qui est reprochable de ne pas vouloir se laisser guérir. — Il ne saurait être téméraire de se demander, devant cette impuissance d'une part et cette résistance de l'autre, s'il n'y aurait pas convenance à revenir à l'*ancienne méthode*, peut-être trop inconsidérément abandonnée.

se déclarent pas d'une manière uniforme sur l'organisme ; elles l'expriment, selon la nature des substances, par des effets plus marqués sur la force de certains organes et sur le rythme de certaines fonctions (*action élective*). — Si, d'une part, l'*action dynamique* embrasse dans son dualisme tous les effets, si variés, si opposés en apparence des médicaments, — de même que la *gravitation* enrôle sous une loi unique une infinité de phénomènes, — d'autre part, l'*action élective*, rend admirablement compte de la diversité de ces effets, que la physiologie ramène facilement à une même cause supérieure ou sous la puissance d'une même loi. — Il résulte de cette définition que les médicaments se partagent en deux classes fondamentales, celle des médicaments *hypersthénisants*, et celle des médicaments *hyposthénisants*, qui se divisent chacune en sous ordre, en raison de l'*action élective* propre à ces agents. — C'est du moins à cette détermination que conduit une sévère philosophie inductive et expérimentale alors que l'on étudie le principe des changements survenus dans l'état des forces organiques et fonctionnelles après l'absorption des médicaments chez l'homme, soit sain, soit malade.

Si cette définition du *principe d'action physiologique* des médicaments est exacte, l'on est conduit, en l'appliquant au fer et au quinquina, à ranger ces substances, quant à leur action *dynamique primitive*, dans la classe des remèdes *hyposthénisants* et quant à leur *action élective*, dans la subdivision des remèdes *hyposthénisants cardio-vasculaires*, en rapportant à cette dernière action la prééminence de leurs propriétés thérapeutiques. Que penser dès lors des propriétés réputées *toniques* dont on gratifie ces médicaments? Qu'elles ne répondent nullement au véritable principe d'action physiologique de ces agents, et que cette qualification de *tonique* est défectueuse, éminemment impropre, et ne saurait être maintenue dans le langage médical ou figurer dans une terminologie et une classification scientifiques. Nous n'entendons pas contester la convenance du fer et du quinquina dans la généralité des cas où on les emploie — ainsi que d'ailleurs en témoigne suffisamment l'expérience, — mais bien démontrer que leurs effets thérapeutiques se rattachent à un autre principe d'action physiologique que celui qu'on leur assigne. La distinction sur laquelle nous insistons acquiert une importance pratique réelle, alors qu'il s'agit d'associer, à l'administration du fer et du quinquina, un régime hygiénique rationnel, c'est-à-dire conforme à l'indication thérapeutique que l'on entend remplir, en prescrivant ces précieux agents. Il y a ici une question de fait et une question de principe.

Pour ce qui est de la question de fait, la vérité est qu'on voit, à notre époque, prodiguer les viandes rôties ou de haut goût et les vins généreux à des patients affectés de maladies chroniques (bronchite, phthisie, métrite, endocardite, rhumatisme, etc.) ou atteints de diathèse, soit scrofuleuse, soit chlorotique, soit scorbutique, affections à fond évidemment *hypersthénique*; régime qui, pour être réputé *tonique*, est loin d'être heureux en ses résultats, car l'on ne voit que trop souvent, sous son influence, ces maladies s'invétérer, s'exaspérer ou avoir une issue fatale. Un praticien illustre a dit : « Des malheurs irréparables, sans nombre, sont arrivés par suite de la fausse application du vin dans des maladies à fond phlogistique et qu'on croyait de faiblesse. » Notre conviction est que le *régime* qualifié *fortifiant* ou *tonique*, si en vogue de nos jours, est fécond en malheurs de ce genre. — Combien de traitements des plus rationnels, au point de vue pharmacologique, sont annihilés, compromis, ou tout au moins contrariés ou neutralisés par le régime hygiénique institué ? Nous ne croyons pas qu'on puisse impunément prescrire une alimentation stimulante, ainsi que cela ne se voit que trop souvent, à des sujets leucophlegmasiques, fébricitants, scrofuleux, goutteux, à de jeunes filles ou à de jeunes femmes affectées de chlorose et de tant d'affections à fond phlogistique et qui ont le masque trompeur de l'*asthénie*. Ici, d'ailleurs, il y a non-seulement contre-indication, mais répugnance instinctive, intolérance. Nous sommes encore convaincu que, si la généralité des cures que l'on va demander aux eaux minérales *(arcana dei miraculis plena)*, ne fournissent pas les résultats que l'on serait en droit d'attendre, c'est par suite du régime, trop confortable en quantité et en qualité, suivi conjointement. — Sans aucun doute, tous ces patients sont faibles et s'accordent d'ordinaire à accuser la *faiblesse* d'être la principale cause de leurs maux ; mais qu'on interroge chez eux le rythme des fonctions morbidement affectées, qu'on examine chez ceux qui succombent les altérations cadavériques et l'on se convaincra facilement que, malgré les apparences trompeuses, l'*hypersthénie* constitue en réalité le fond commun de leur condition pathologique.

Quant à la question de principe, il est vrai de reconnaître, ainsi que d'ailleurs nous venons de le dire, que la généralité des patients, soumis au *régime* réputé *tonique, hémotogène* et *reconstitutif,* sont *faibles physiologiquement* et que la prescription d'une alimentation et de boissons stimulantes a le spécieux avantage de sembler répondre à une indication rationnelle. Mais il y a ici un parologisme qui trop fâcheusement domine la pratique et qui veut être combattu. Les malades sont *faibles* — dit-on ? — sans doute parce qu'ils sont malades ? mais bien évidemment ils ne sont pas malades parce qu'ils sont faibles, par la raison que la *faiblesse pathologique* est l'effet d'une condition organique qui reste toujours à préciser et qui, dans la généralité des cas, est à fond *hypersthénique*. — D'autre part, s'il est prouvé — ainsi que cela ne fait doute, — que le principe de l'action dynamique du fer et du quinquina est *hyposthénisant,* il y a également indication, dans la prescription du régime hygiénique coadjuvant, de le régler de manière qu'il n'aille pas à l'encontre de ce principe : *vis unita fortior.* Pour le physiologiste comme pour le clinicien, l'effet ultime de tout traitement, — par cela même qu'il vise à détruire la condition pathologique — sera toujours le retour de la force fonctionnelle, temporairement enchaînée par la maladie. A ce titre, tout traitement, que le principe en soit *hypersthénisant* ou *hyposthénisant,* peut être, métaphoriquement parlant, qualifié *tonique, corroborant, reconstitutif,* puisque son objet est toujours, en fin de compte, de ramener la santé, sans laquelle il n'y a ni ton, ni force, ni vigueur. Mais s'il est constaté, ainsi que nous croyons l'avoir démontré, que les maladies régnantes, sous notre *constitution médicale,* ne diffèrent de la constitution précé-

dente, que par une différence d'intensité dans les phénomènes, d'une
même condition pathologique fondamentale, il en découlerait cette
conséquence, que le régime hygiénique et diététique institué de nos
jours est *antiphysiologique*, attendu qu'il est en opposition formelle
avec les indications que comporte la nature du changement accompli,
dans le *caractère dynamique* de ces maladies.

Notre conclusion est donc que le changement opéré, d'une époque
à l'autre, dans la *constitution médicale* au cours du siècle actuel,
n'ayant porté que sur une *différence d'intensité,* dans les phénomènes
d'une même condition pathologique, à fond *hypersthénique.* comportait, non une *révolution* dans la *méthode thérapeutique,* mais une
simple *réforme,* dans les procédés d'une même méthode curative,
hyposthénisante en principe. L'école contemporaine a commis, en
procédant ainsi qu'elle l'a fait, une erreur de méthode dont l'histoire
de la médecine offre de mémorables exemples. Il pourrait être opportun
— au point de vue scientifique, — de rechercher la cause de cette
erreur, mais il pourrait paraître téméraire — au point de vue pratique
— de vouloir en poursuivre les conséquences.

Enfin, nous croyons que c'est bien à tort qu'on se complaît à faire
aux générations actuelles une réputation de décadence physique, qui
constituerait une véritable infirmité nationale, contrastant avec l'accroissement de bien-être à notre époque. Nous opinons, au contraire, que
nos générations sont aussi valides que leurs aînées dans la carrière du
siècle courant, que nous jouissons même d'une *constitution physiologique* et *médicale* plus avantageuse que la leur, puisqu'il est prouvé
que le *caractère dynamique* des maladies régnantes a réellement perdu
de l'intensité qui lui était propre à l'époque précédente. En propageant
la croyance, que nos générations sont déchues de leur constitution
originelle, on cède à une tendance commune à toutes les époques, —
et cela est également vrai dans l'ordre moral, — qui porte à voir, en
hommes et choses, un mouvement rétrograde, alors que la civilisation

est le plus manifestement en progrès. S'il en était d'ailleurs ainsi, si cette décadence était réelle, ce n'est plus le régime hygiénique qu'il y aurait à réformer, mais bien les mœurs même du siècle. Nous croyons plutôt à l'existence d'une loi sélective, en vertu de laquelle les générations vont en s'améliorant, se perfectionnant physiquement et moralement, et nous voudrions particulièrement être autorisé à le dire de la France, où, quoi que prétendent quelques esprits chagrins ou découragés, le fourreau et la lame sont encore en assez bon état. Nous n'entendons pas pour cela méconnaître l'effet, soit physiologique, soit pathologique des perturbations sociales, mais simplement constater que des interrègnes passagers, provoqués par des crises accidentelles, ne sauraient en rien changer le tempérament historique de la nation ou modifier l'énergie vitale de l'humanité.

L'on est donc conduit à se demander si les deux *méthodes thérapeutiques* rivales, dont nous venons d'exposer et d'apprécier les procédés, tout en étant la conséquence d'un changement de la *constitution médicale*, ne seraient pas quelque peu l'effet de la mobilité de l'opinion. Nous pensons tout au moins, pour notre part, que certaines exagérations dans les procédés de la méthode contemporaine expriment le besoin de réagir contre les excès de l'*école physiologique*. A une théorie trop absolue, on en a opposé une autre, également trop absolue. C'est moins une doctrine nouvelle qu'une protestation contre un état de choses abusif. Mais cette protestation elle-même n'a-t-elle pas manqué le but, en le dépassant? Il fallait une réforme dans les procédés d'une méthode, et c'est une révolution qui s'est faite, accomplie dans la méthode elle-même.

Or, un changement de *méthode thérapeutique* mérite la plus sérieuse attention. Voir professer sur les mêmes matières, à deux époques différentes et successives, des opinions en tout point opposées ou réputées contraires; voir appliquer dans un art qui touche à la santé et à la vie des hommes, des principes contradictoires, ne saurait être chose indifférente. La dignité de la science, aussi bien que les intérêts de l'humanité, veulent qu'une semblable question ne soit pas ajournée, mais qu'elle reçoive d'urgence une solution prompte et satisfaisante. Aussi, très pénétré de son importance, croyons-nous devoir en préciser les termes. — Cette question, — par l'examen de laquelle nous allons clore notre travail, — peut se formuler ainsi : « *La méthode appliquée dans l'étude des faits médicaux est-elle réellement scientifique ?* » — Question transcendante, qui porte sur les principes constitutifs de la science elle-même, sur le véritable *point de départ* à prendre dans l'observation et l'appréciation des faits. Or, nous ne pensons pas être irrespectueux envers nos maîtres, en déclarant que notre opinion est que la médecine pèche en sa méthode d'observation par son *point de départ* même ; notre intention, tout au moins, est d'établir une entente sur cette question fondamentale, entente qui, une fois acquise, aura ce précieux avantage de la vérité démontrée, de n'avoir plus à s'occuper des conséquences inhérentes.

La médecine, à l'exemple des autres sciences naturelles, a adopté les procédés de la *méthode expérimentale* dans l'observation et l'appréciation des faits ou phénomènes de sa compétence. Cette méthode part de l'hypothèse nécessaire de *causes* ou de *forces*, par l'action desquelles on explique la production des phénomènes et de l'admission de *lois*, c'est-à-dire de cette autre hypothèse naturelle et nécessaire, que chaque *cause* ou *force* manifeste partout et toujours son action par des effets parfaitement identiques. — L'observation des phénomènes, la constatation des *causes* et de leurs *lois*, voilà l'objet de la science ou la science même.

Toutes les sciences sont *dynamistes* et ne sauraient différer entre elles que par leur objet respectif, portant sur un autre genre de phénomènes, préjugeant par conséquent l'intervention d'un autre genre de *forces* ou de *lois*. A ce titre, l'astronomie, la chimie, la physique, la biologie, constituent des sciences distinctes, parce que chacune d'elles, ayant pour objet un autre genre de phénomènes, prend pour *point de départ*, dans son observation et son appréciation, un autre genre de *forces* ou de *lois*. — Le *point de départ* de la biologie est dans l'hypothèse d'une *force* désignée sous le nom de *vitalité*, à laquelle elle rapporte la production des phénomènes organiques et par l'action de laquelle elle les explique, les interprète scientifiquement, à quelque ordre qu'ils appartiennent, soit *physiologiques*, soit *pathologiques*, soit *thérapeutiques*. — La détermination des *lois* régissant les phénomènes vitaux, quels qu'ils soient, voilà l'objet de la science médicale, comme l'application de ces lois à l'homme malade fait l'objet de l'art médical.

L'*irréductibilité* des phénomènes *physiologiques* en phénomènes purement *physico-chimiques* nécessite et légitime l'hypothèse de la *vitalité*. Les *lois* qui régissent les fonctions vivantes sont, effectivement, tout à fait différentes de celles qui président aux phénomènes de la matière inorganique. La différence est telle que certaines forces chimico-physiques se taisent ou s'éclipsent en présence des forces vivantes. Mêlez de la paille et de l'eau, vous n'aurez qu'un magma putride ; les mêmes éléments dans l'estomac du cheval vous donnent du sang et de même qualité que celui que peuvent produire d'autres substances assimilables. — La mécanique, la physique, la chimie, qu'ont-elles de commun, par exemple, avec le phénomène de l'absorption ? Nous expliquent-elles l'innocuité de l'introduction du *curare* dans l'estomac et la faculté élective dévolue à la fonction de cet organe ? — Vous perforez promptement un estomac de cadavre en y appliquant une substance corrosive, et jamais elle ne le perforera chez un animal vivant. — La température de l'homme est invariable, soit sous la zone torride, soit sous la zone glaciale, alors que le mercure, soit bouillonne, soit se congèle dans le thermomètre. Nos organes résistent à une chaleur de 100 à 120° degrés du milieu ambiant, tandis que la vie devient incompatible avec le surcroît de quelque degré de notre chaleur intérieure, morbidement affectée. — La vérité est que la *physiologie expérimentale* se montre impuissante aussi bien pour produire que pour expliquer les phénomènes vitaux par les lois, soit de la mécanique, soit de la physique, soit de la chimie ; qu'elle est obligée, de l'aveu du plus illustre de ses représentants, de reconnaître la différence essentielle, radicale qui existe entre les lois des deux règnes organique et inorganique. L'hypothèse de la *vitalité* comme *déterminisme* des phénomènes orga- niques, est absolument indispensable, alors qu'on veut découvrir leurs lois, remonter à leurs causes, et les voir en quelque façon dans le principe même d'où ils sortent. Cette hypothèse est scientifique, car elle est vérifiable par l'observation et l'expérience. Elle constitue une vérité première, qui s'impose nécessairement au biologiste dans l'inter- prétation des phénomènes physiologiques, comme l'hypothèse de la gravitation s'impose au physicien ou à l'astronome pour l'interprétation des phénomènes cosmiques. Sans cette hypothèse, pas de science médicale possible ?

Or, les médecins, généralement d'accord sur la nécessité de prendre la *vitalité* comme *point de départ* dans l'interprétation des phénomènes *physiologiques*, ne le sont plus alors qu'il s'agit d'interpréter les phénomènes soit *pathologiques*, soit *thérapeutiques*, attendu que, perdant de vue leur *point de départ*, la *vitalité*, ils font intervenir les forces *chimico-physiques* pour expliquer, soit les effets de la maladie, soit ceux du remède. — Nous citerons, entre autres, pour exemple, la célèbre théorie pathogénique et thérapeutique de la *chlorose* qui voit la maladie dans l'*absence* du *fer* et le remède dans la *restitution* du *fer* en *défaut*. — L'ab- sence du *fer physiologique* est un fait important dans la chlorose, mais ce n'est pas la chlorose elle-même, c'est un de ses effets. Une altération, soit qualitative, soit quantitative des éléments cons- titutifs du sang, ne peut avoir sa source que dans une lésion des organes qui président à la sanguification et des fonctions élabo- ratrices et assimilatrices qui lui sont dévolues. Il faut donc re- monter plus haut pour interpréter le phénomène, c'est-à-dire. vers la *vitalité*. — La *restitution* du fer en défaut est un *effet secondaire* de l'action dynamique exercée par le remède sur la sanguification. Ce n'est pas en restituant le fer en défaut que le médicament opère, mais en ramenant la fonction troublée à son rythme physiologique. Ce qui

le prouve, c'est que l'administration du fer n'est pas indispensable pour
la guérison de la maladie.

Assurément, nous n'entendons pas prétendre que les *forces chimico-
physiques* n'interviennent pas dans les actes vitaux, mais bien que
l'intervention de ces forces est dominée par un principe de force supé-
rieur, vers lequel il faut toujours remonter ou duquel il faut toujours
partir, alors qu'il s'agit d'interpréter les phénomènes dont l'organisme
peut être le théâtre. C'est donc seulement en prenant le *dynamisme
vital* pour *point de départ* qu'on peut réellement se rendre compte
des phénomènes soit pathologiques, soit thérapeutiques.

Cette voie de l'interprétation *dynamiste* et *vitaliste* a été depuis
longtemps frayée par des investigateurs, vraiment sublimes, qui y ont
fait les plus précieuses conquêtes. Nous voulons mentionner ici les résultats très remarquables fournis par les travaux des maîtres italiens,
qui sont arrivés ainsi : — à déterminer la *loi des effets physiologiques
et thérapeutiques* des médicaments, qui a son *principe* dans l'*action
dynamique* et *élective* ; — à découvrir la *loi* de la *tolérance* ou de la
capacité médicamenteuse de l'organisme malade, et qui n'est autre
que l'application à la thérapeutique du principe général de l'*équiva-
lence* des *forces* ; — à introduire dans l'observation et l'analyse des
faits cliniques et anatomo-pathologiques les procédés de la véritable
philosophie inductive et expérimentale ; — à poser les bases d'une
toxicologie rationnelle, fondée sur l'*action dynamique* des poisons et
des contre-poisons ; — enfin à établir une *terminologie* et une *classification* naturelle et scientifique des médicaments. — Il résulte, entre
autres, de ces travaux, cette double conséquence, que l'observation et
l'expérience tendent journellement à confirmer, à savoir : d'une part,
ainsi qu'Hippocrate l'avait déjà reconnu, que le plus grand nombre
des maladies qui conduisent à la mort, mettent l'organisme dans une
condition d'excès des forces vitales (*hypersthénie*), et, d'autre part,
que l'immense généralité des médicaments agit positivement et direc-
tement en déprimant le rythme des forces vitales ou organiques (*hyposthénie*). — C'est de ces principes très simples et démontrés par la vraie

philosophie expérimentale, qu'est sortie la doctrine du *contre-stimu-lisme*. et c'est en suivant la même voie que, de nos jours, des médecins éminents de l'Ecole française, — devançant en quelque sorte leur époque dans la méthode d'observation et d'expérimentation, — ont fait faire de réels progrès dans la connaissance des médicaments et sont également arrivés à des constatations confirmatives de cette doctrine du *contre-stimulisme* qui, dans un temps qui ne saurait être lointain, est appelée à renouveler la face de l'art et de la science médicale.

Nous croyons donc pouvoir conclure que, si la médecine, — renonçant à son procédé vicieux dans l'observation et l'appréciation des faits pathologiques et thérapeutiques, — veut bien prendre franchement le *vitalisme* pour *point de départ*, elle acquerra bientôt l'impersonnalité et le développement incomparable des autres sciences expérimentales, dont elle emprunte inexactement les procédés et de la prééminence desquelles elle n'aura plus à être justement jalouse. — Fonder son *étiologie*, sa *symptomatologie*, sa *pathologie* et sa *thérapeutique* sur les principes du *dynamisme-vitaliste*, voilà l'avenir de la médecine et de sa constitution scientifique.

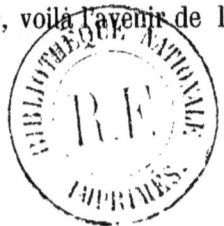

VESOUL. — IMPRIMERIE DE L. CIVAL PÈRE ET FILS.

www.ingramcontent.com/pod-product-compliance
Lightning Source LLC
Chambersburg PA
CBHW071439200326
41520CB00014B/3756